STATISTIQUE RAISONNÉE

DES 200 OBSERVATIONS QUI SONT DÉCRITES EN DÉTAIL DANS LES DEUX PREMIERS VOLUMES

de la

CLINIQUE OBSTÉTRICALE

DE

M. LE DOCTEUR A. MATTEI,

PROFESSEUR LIBRE D'ACCOUCHEMENTS A PARIS, ETC.

INDICATIONS GÉNÉRALES.

Années. 1855, 1 observation ; — 1856. 44 obs.; — 1857, 31 obs.; — 1858, 48 obs. ; — 1859, 49 obs.; — une partie de 1860 : 27 obs.

Nombre. Les 200 observations ont été recueillies sur 163 femmes, dont 132 ont accouché 1 fois; — 26, 2 fois; — 4, 3 fois; — et 1, 4 fois, dans cette période d'observation; mais pour simplifier la *statistique*, chaque observation sera considérée comme se passant sur un sujet distinct.

Naissances. Des 200 cas, les femmes étaient natives : 48 de Paris ; 124 des départements ; 13 de l'étranger; — 15 cas indéterminés.

La femme qui a accouché 4 fois est native de Saint-Pétersbourg. Les 4 qui ont accouché 3 fois sont toutes françaises, dont 1 de Paris. Des 26 qui ont accouché 2 fois, 5 sont nées à Paris ; 20 dans les départements ; 1 à l'étranger. Ceci peut donner une idée de l'immense part que prennent les départements à l'accroissement de la population de notre capitale.

Lieu. A ma maison d'accouchement, 80 cas; en ville, 120 cas. Parmi ces derniers, 3 ont été soignés par moi seulement pendant la grossesse ; 92 pendant la grossesse, ou au moins pendant tout le travail : 24 fois j'ai été appelé en consultation, le travail étant avancé, ou pour pratiquer des opérations ; 1 fois pour des suites de couches.

VIE SOCIALE DES FEMMES.

Profession. Inactivité pour toutes les parties du corps : 15 rentières; 26 s'occupant de leur ménage ; 22 ayant des emplois, des professions ou des occupations tout à fait sédentaires. — Activité pour tout le corps : 8 domestiques; 2 journalières; 9 commerçantes ; 2 femmes de commission.— Activité d'une partie du corps, les bras surtout, pendant que le reste est en repos : 70 couturières ; 9 repasseuses; 7 cuisinières ; 24 ayant des occupations ou professions analogues. — 7 cas indéterminés.

La femme qui a accouché 4 fois était une ménagère. Des 4 qui ont accouché 3 fois, il y avait : 2 rentières; 1 domestique; 1 coloriste.

Mariage. Sur les 200 cas, il y a eu 118 naissances légitimes ; — 75 naturelles, dont 69 venant de filles, 6 de veuves; — 4 naissances illégales, venant de femmes séparées de leurs maris ; 3 naissances indéterminées ou douteuses.

Des naissances naturelles, 16 viennent de femmes nées à Paris; 50 de femmes des départements ; 6 de femmes étrangères. — Les 4 naissances illégales viennent des départements, où les lois du mariage paraissent être encore moins observées qu'à Paris.

VIE PHYSIOLOGIQUE.

Age. Sur les 200 cas, au moment de l'observation, qui a été presque toujours celui de l'accouchement, 10 femmes avaient de 16 à 19 ans ; 86, de 20 à 25 ans ; 52, de 26 à 30 ans; 31, de 31 à 35 ans ; 17, de 36 à 40 ans ; 2 au-dessus de 40 : l'âge le plus bas a été 16 ans et demi (Obs. LXVIII) : l'âge le plus élevé, 46 ans (Obs. LXXXI). On ne l'a pas déterminé dans deux cas.

Taille. Femmes de taille moyenne (1 m. 60 cent.), 98 cas; au-dessus de la moyenne, 31 cas ; au-dessous, 54 cas ; indéterminés, 17 cas.

Des tailles au-dessus de la moyenne, 13 ont été observées sur des femmes natives de Paris; 16 seulement sur des femmes des départements, 1 de l'étranger et 1 indéterminée. On ne se serait pas douté que la moyenne des femmes de Paris eût une taille plus avantageuse que celles des départements.

Bassin. Dans 140 cas, le bassin n'a pas offert de viciation appréciable; 60 cas ont offert des viciations assez marquées. Ainsi, 6 cas d'excès d'amplitude; 26 de rétrécissement, portant sur tout le bassin, ou sur le détroit supérieur seulement; 17 de rétrécissement portant uniquement sur le détroit inférieur, et où les efforts de la partie fœtale ou le forceps ont dû écarter les ischions (Obs. XI, LIV, LXVI, LXXXVIII, XCIII, C, CV, CVII, CXII, CXX, CXXI, CXXIV, CXXX, CXLVII, CLX, CLXI, CLXXIII); deux bassins obliques (Obs. XXXVIII, CX), et 9 bassins fortement inclinés (Obs. XXVIII, XLVI, XLVII, LXV, LXVII, CXL, CLVII, CLXXIV, CLCXCII).

Des viciations par excès d'amplitude, 4 cas ont été observés sur la femme russe, de taille moyenne mais carrément bâtie, laquelle a accouché 4 fois. 2 cas sur 1 femme d'une taille au-dessus de la moyenne. — Des rétrécissements de tout le bassin, ou du détroit supérieur seul, 22 cas ont été observés sur des tailles au-dessous de la moyenne; 3 cas sur des sujets de taille moyenne, et 1 cas sur 1 taille élevée (Obs. CXIV). — Des rétrécissements du détroit inférieur, 2 ont été observés sur des sujets de petite taille; 12 sur des sujets de taille moyenne, et 3 sur des sujets de taille au-dessus de la moyenne. — Les 2 cas de bassin oblique, sur 1 femme boiteuse. — Enfin, tous les bassins fortement inclinés ont été observés sur des sujets de petite taille. Ces chiffres sont de la plus grande valeur en pratique.

Tempérament. Sanguin, 13 cas; nerveux, 21 cas; lymphaque, 25 cas; lymphatico-sanguin, 80 cas; lymphatico-nerveux, 46 cas; lymphatico-bilieux, 10 cas; bilioso-nerveux, 4 cas; bilioso-sanguin, 3 cas; nevroso-sanguin, 10 cas; indéterminés, 6 cas.

Des tempéraments franchement caractérisés, le sanguin a été observé 2 fois sur des sujets de Paris; 7 fois sur des sujets des départements, et 4 fois sur des sujets nés à l'étranger. Le tempérament nerveux a été observé 11 fois sur des sujets de Paris, et seulement 8 fois sur des sujets venant des départements.

Le tempérament lymphatique a été observé 7 fois sur des sujets de Paris, 14 fois sur des sujets venant des départements, 1 fois sur un sujet venant de l'étranger. Les tempéraments composés suivent une marche analogue. Ainsi, l'élément nerveux prédomine considérablement à Paris, c'est l'élément lymphatique qui prédomine en province.

Constitution. Forte, robuste, a été observée dans 15 cas; bonne, saine, 103 cas; replète, obèse, 4 cas; sèche, 12 cas; grêle, délicate, 48 cas; maladive, 10 cas; indéterminés, 8 cas.

Des sujets à constitution forte, robuste, 2 cas ont été observés sur des sujets de Paris; 9 cas sur des sujets des départements; enfin, les 4 cas offerts par la dame russe. Des sujets à constitution grêle, délicate, 18 ont été observés sur des femmes de Paris et 26 fois sur des femmes des départements. Les autres constitutions se jugent par ces extrêmes.

VIE PATHOLOGIQUE.

Maladies antérieures. Graves, générales, 83 cas; locales, 21. — Maladies nulles, 79 cas; indéterminés, 17 cas.

Diathèses et *maladies héréditaires.* Le tubercule, 6 fois (Obs. X, XVII, LIX, CVI, CLXXII, CXCV); la scrofule, 3 fois (Obs. LXCV, CXX, CXCVII, ; les dyscrasies nerveuses, 6 fois (Obs. XV, XLIII, LI, LXXII, CLX, CXCIX); le rachitisme héréditaire, 1 fois (Obs. XLVIII); l'asthme héréditaire, 1 fois (Obs. XLI); la débilité héréditaire, 1 fois (Obs. LXII); la diathèse rhumatismale, 3 fois (Obs. XXXIX, XL, LXXXIII); la diathèse hémorrhagique, 2 fois (Obs. XXVI, LXXXII); la diathèse herpétique, 3 fois (Obs. XXI, XXV, LIV); la diathèse syphilitique, 1 fois (Obs. CXVI).

Cachexies. Intoxication saturnine, 2 fois (Obs. LVII, CXIX).

VIE UTÉRINE.

Première menstruation. A 10 ans et demi, 2 cas (Obs.

XCIV, CXL); à 11 ans, 4 cas (Obs. CXIII, CXXVII, CXXXIII, CLXXXIII); à 12 ans, 19 cas; à 13 ans, 29 cas; à 14 ans, 27 cas; à 15 ans, 44 cas; à 16 ans, 33 cas; à 17 ans, 9 cas; à 18 ans, 10 cas; à 19 ans, 3 cas; à 20 ans, 5 cas (Obs. XXI, XXV, XXXIX, LIV, LXXXIII); et à 21 ans, 2 cas (Obs. XXXVIII, CX). — 13 cas indéterminés.

Des sujets qui ont eu la première menstruation à 10 ans et demi, un est natif du département du Calvados, l'autre du département du Nord. Des sujets qui ont eu la première menstruation à 20 ans, un est natif de la Haute-Saône; un de la Charente-Inférieure; un de la Somme. Le sujet qui a eu la première menstruation à 21 ans est natif du Pas-de-Calais.

Une femme de Saint-Pétersbourg a eu sa première menstruation à 15 ans (Obs. XIV); une femme native de l'Algérie, à 13 ans (Obs. XXXII); et une native du Mont-Liban (Syrie), à 12 ans (Obs. CLIV). Le climat n'a pas eu tout à fait ici l'influence qu'on a dit.

Régularité de la menstruation. Tous les mois, à peu près à jour fixe, 152 cas; menstruation tout à fait irrégulière, 33 cas; indéterminés, 15 cas.

Des cas où la menstruation était régulière, l'écoulement venait exactement tous les 30 jours chez 93, avançait de cette époque chez 49, et retardait chez 10.

Durée de l'écoulement. Un jour dans 6 cas, 2 jours dans 14, 3 jours dans 50, 4 jours dans 24; 5 jours dans 22, 6 jours dans 22, 7 jours dans 4, 8 jours dans 31; 26 cas indéterminés.

Des cas où l'écoulement ne durait qu'un jour, une femme était de tempérament lymphatico-nerveux et de constitution maladive (Obs. X); une du même tempérament et de constitution saine (Obs. XXXI); une de tempérament lymphatico-sanguin et de constitution bonne (Obs. LXVI); une de tempérament lymphatique et de même constitution (Obs. CXXI); une de tempérament lymphatico-nerveux et de constitution délicate (Obs. CLX); et une de tempérament lymphatico-sanguin et de constitution maladive (Obs. CLXXXVII).

Des femmes qui avaient l'écoulement pendant 8 jours, 3 seules avaient un tempérament sanguin (Obs. XCI, CXVIII,

CLXXVIII). Les autres avaient : 1 le tempérament nerveux;
3 le lymphatique; 9 le lymphatico-sanguin; 6 le lymphatico-nerveux; 4 le lymphatico-bilieux; 1 le biliso-nerveux;
et 1 le nervoso-sanguin. L'abondance des règles n'est guère
donc en rapport avec l'abondance générale du sang, ni avec
la force de la santé des femmes, mais tout au contraire.

Malaises pendant l'écoulement. Étaient nuls dans 61 cas,
existaient dans 75 cas, dont 53 légers et 22 graves ou insolites; 64 cas indéterminés.

Primiparité. Multiparité. Des 200 observations, 67 ont
été recueillies sur des femmes primipares, et 133 sur des
multipares.

Avortements. Chez les multipares, ont été observés une fois
dans 21 cas, et plusieurs fois dans 13 (Obs. XXI, LIV, LVII,
LXIV, CXVI, CXIX, CXXV, CXLIX, CLXII, CLXVI, CLXIX,
CLXXX, CLXXXVII).

GROSSESSE ACTUELLE.

Numéro d'ordre. Elle a été la 1re dans 67 cas, la 2e dans
54 cas, la 3e dans 20 cas, la 4e dans 23 cas, la 5e dans 11 cas,
la 6e dans six cas, la 7e dans 4 cas, la 8e dans 3 cas, et la 9e
dans 2 cas; 1 cas indéterminé.

Des femmes qui offraient leur 8e grossesse, une est de
Saint-Pétersbourg (Obs. CVIII), c'est celle qui a accouché
quatre fois dans cette période d'observations; 2 femmes étaient
de Paris (Obs. XV, CXLIX). Des deux qui ont offert leur
9e grossesse, une est encore la femme de Saint-Pétersbourg
(Obs. CLXXXI); l'autre est native du département de la
Côte-d'Or (Obs. LXIV). Ceci, joint au nombre des accouchements faits par la même femme dans cette période d'observations, prouve que la prolificité n'est pas si rare qu'on a
voulu le dire chez les femmes natives de Paris.

Fécondation. On a pu en connaître l'époque précise dans
15 cas (Obs. XXXV, XLI, LXVII, LXXI, LXXIII, LXXXVIII,
XCVI, CVII, CXVIII, CLII, CLIV, CLX, CLXVII, CXCV,
CXCVII); dans 168 cas, elle a été connue d'une manière approximative; et pour les 183 cas, elle s'est ainsi répartie :
janvier, 16 cas; février, 16; mars, 14; avril, 16; mai, 15;

9

juin, 16; juillet, 11; août, 19; septembre, 18; octobre, 17;
novembre, 18; décembre, 8; 17 cas n'ont pas pu être déterminés.

— Ainsi, il y a eu un summum de fécondations et par consé-
quent d'ovulations à la fin de l'hiver et au printemps, puis
un minimum au fort de l'été, puis un maximum encore plus
fort que le précédent en automne, enfin un second minimum au plus fort de l'hiver, comme il y en avait eu un au
plus fort de l'été.

Malaises de la grossesse. Ont été nuls dans 32 cas; les malaises ordinaires ont paru et ont été légers dans 99 cas. Il y
a eu des phénomènes bizarres; ainsi, un genre de malaise
arrivant tous les matins, et un autre tous les soirs (Obs.
LXXIII, CXCVIII); la femme ne pouvant se nourrir que d'un
seul aliment (Obs. LIII); envies irrésistibles de manger du
charbon et du bois (Obs. LXVII); de boire en abondance des
alcooliques sans se griser (Obs. CXXIV, CXXXVIII); l'extinc-
tion de la voix (Obs. LIV); la distension brusque des seins
par du lait, sans la mort ni l'expulsion de l'enfant (Obs.
LXXI, CXCIII); mouvements spasmodiques singuliers de l'abdomen (Obs. XCIV); symptômes d'ovulation pendant la grossesse (Obs. CXLIII); la cicatrice ombilicale restée profonde
pendant les neuf mois (Obs. CXCI).

Pathologie. 1° La grossesse a guéri les maladies ou amélioré
l'état général des femmes : la chloro-anémie préexistante
(Obs. VII, VIII, XI, XII, XXVIII, XLI, LVII, LXI, LXII, LXIII,
LXVI, LXIX, LXXVIII, LXXIX, XCIV, CII, CXIX, CXXXVI,
CXLVIII, CXLIX, CL, CLX, CLXV, CLXVI, CLXXVI, CLXXXII,
CXCVII, CXCIV); la migraine (Obs. XIX, CXX); l'eczéma de
la vulve (Obs. XXI, LIV); les coliques de plomb (Obs. LVII);
enfin, elle a suspendu la phthisie laryngée (Obs. X). — 2° La
grossesse a aggravé l'asthme (Obs. LI). — 3° Elle a été sans
influence sur une hypertrophie du cœur (Obs. LXIII, CII), et
sur le tænia (Obs. CXCVIII). — 4° La grossesse a occasionné,
par l'exagération de ses malaises ou par d'autres phénomènes morbides, une foule de maladies : l'enclavement de
l'utérus sans rétroversion (Obs. CXCIII); des congestions utérines très-prononcées (Obs. XLII, LII, LV, LXVIII, LXXXII,
XCVI, CXLVIII, CL, CLXX, CLXXVIII); mais ces congestions

se sont surtout montrées aux époques cataméniales (Obs. IV, XXVII, LXVIII, LXIX, LXX, LXXXVIII, LXXXIX, XCIV, XCIX, C, CI, CII, CVI, CXIII, CXX, CXXX, CLIII, CLIV, CLVI, CLXVI, CXXV, CXXXIV, CXCI, CXCVIII). Pendant la grossesse, il y a eu des hémorrhagies utérines, les unes légères (Obs. XVIII, CLX), venant aux époques cataméniales (Obs. LXVII, LXXXIV, XCI, C, CIX, CL); les autres graves (Obs. XXI, LXIV, CVI, CXI, CXIII, CXVI, CLIV), auxquelles il faut ajouter 2 cas d'insertion de placenta sur le col (Obs. CIX, CXCVII); le rhumatisme utérin s'est montré plusieurs fois (Obs. LIV, LV, LXXI, CVI, CL, CLIX, CXXX). Le vagin a offert la vaginite granuleuse (Obs. I, LIX, LXXIII); l'inflammation de la glande vulvo-vaginale (Obs. LV). Il y a eu de l'hydrorrhée (Obs. LXVII, LXX); des hydramnios (Obs. LXXX, CXCIV). La vulve a offert des végétations (Obs. LIX, LXVI), des varices (Obs. CXIX), du prurit incommode (Obs. I, CV, CXIV, CLXX). L'orifice anal a offert des hémorroïdes avec ou sans hémorrhagie (Obs. XVII, XCI, CIX, CXVI, CXXIX). L'intestin rectum a offert la diarrhée (Obs. XV, XLVI, CLXX) qui a accompagné quelquefois les époques cataméniales (Obs. CXXIX); une fois elle a été critique d'une infiltration séreuse (Obs. CXII); une autre fois, elle a déterminé l'accouchement prématuré (Obs. CL). L'abdomen a été le siége de douleurs assez vives : sur le côté du bassin (Obs. XLIV), aux fesses (Obs. CLV), aux aines (Obs. CXL), au nombril (Obs. CLXXIV). La peau du ventre a offert de l'hypérestésie (Obs. CXLVIII, CL, CLV); il y a eu des vomissements persistants (Obs. LXXXVII, XCIII, CXXV). Les membres inférieurs ont offert des varices (Obs. LII, CIX, CXV); une infiltration considérable se prolongeant plus ou moins à d'autres parties du corps (Obs. LXIII, CXII, CXIV, CXV, CXLIV, CLXXX). La poitrine a offert des névralgies intercostales (Obs. CXX, CXLII, CLV, CLX, CLXVIII, CXCIX); de la toux réflexe ou symphatique (Obs. XXIX, XXXV, LXV, LXXXVI, CI, CXX, CL, CLVII, CLXXVIII, CXXX, CC); le hoquet (Obs. CXCVIII); des étouffements (Obs. C. CXV, CLXXVII, CC); des défaillances (Obs. CLXXXIX, CXC). La tête a offert des névralgies dentaires (Obs. CVII, CXL, CXLVIII, CLVI, CXCI); l'éclampsie (Obs. CXXVII). L'état général a offert la pléthore cruorique (Obs. XCI, CXC), et la chloro-anémie (Obs. XXIII, XLVI, LVII, CIV). — 5° Plusieurs maladies sont arrivées accidentellement pendant la grossesse ou appelées par elle. Des maladies générales, fièvres morbilleuses (Obs. LIX, CXXIII); fièvre typhoïde (Obs. LXXVII; rhumatisme musculaire très aigu (Obs. CLXXXVI). Des maladies locales : la gale (Obs. CXCVI); l'albuminurie (Obs. C); la pneumonie (Obs. XCII); la bronchite (Obs. CXCI); enfin des lésions traumatiques de quelque gravité (Obs. CVIII, CX, CXXIII, CXLIX, CXXXI, CXCIX).

Grossesses utérines. Simples, 198; jumellaires, 2 (Obs. XXIX, XXXV).

Enfants. Le nombre a été de 202 : 111 garçons, 80 filles, 11 cas où le sexe était indéterminable; les 2 grossesses jumellaires étaient de garçons. — Ces enfants se sont présentés : 161 fois par le vertex, *présentation directe*, restée telle même pendant l'accouchement; 5 fois la tête s'est tenue sur les bords du détroit, *présentation indirecte*, et, au moment de l'accouchement, elle s'est changée 4 fois en présentation de l'épaule (Obs. LXXX, CXVI, CLXIV, CXC), 1 fois en présentation de la face (Obs. CLXIX); enfin, l'enfant s'est présenté 4 fois par les pieds (Obs. XXVI (XXIX gross. jumell.), XXXII), et 9 fois par le siége (Obs. V, XIII, XXIV, XXXI, XXXIV, XXXVIII, XL, XLIV, LXXIII). De ces présentations par le siége, 2 se sont spontanément changées en présentations du vertex (Obs. XXXIV, XXXVIII), et 3 ont été changées par la version céphalique faite à l'aide de manœuvres externes (Obs. XL, XLIV, LXXIII). La présentation a été indéterminable dans 22 cas. — Les positions de chaque présentation ont été : pour le vertex, 129 fois la première (occipito-iliaque gauche antérieure), et 23 fois la seconde (occipito-iliaque droite postérieure); de ces secondes positions, 2 seules ont fait la rotation de l'occiput en arrière au moment du travail (Obs. CXXXVI, CLI). Pour les pieds, 1 fois la première position (calcano-iliaque gauche antérieure), et 3 fois la seconde (calcano-iliaque droite postérieure); pour le siége, 5 fois la première position (sacro-iliaque gauche), 2 fois pour la seconde (sacro-iliaque droite). Pour les présentations du tronc, 2 fois l'épaule droite et 2 fois l'épaule gauche, la tête de l'enfant était toujours à gauche; pour la présentation de la face, le menton était en arrière et à droite, la rotation de cette partie s'est faite en avant. — Des 202 enfants, 17 sont morts pendant la grossesse. De ces derniers, 4 étaient en présentation du sommet, 3 en présentation du siége ou des pieds (Obs. V, XXVI, XXXII), 3 en présentation du tronc (Obs. LXXX, CXVI, CXC), et 7 en présentations indéterminables : un des enfants était anencéphale (Obs. CXCIV). Ce résultat de la fréquence de la mort de l'enfant avec les présentations autres que celle du vertex est d'un grand enseignement pratique.

Diagnostic. Les femmes ont pu avoir des signes de grossesse avant la suppression de la première menstruation manquante 4 fois (Obs. CXLII, CLVII, CLXII, CXCIV). Elles ont pu cacher la grossesse jusqu'à 7 mois (Obs. LXXIV), jusqu'à 8 mois et demi (Obs. XCVIII), et même jusqu'à terme (Obs. CXXXI). — Elles ont perçu les mouvements de l'enfant à 4 mois (Obs. XLIX, LXV, LXX, CXLIII, CLIX, CLXXV), à 3 mois et demi (Obs. XXIX), à 3 mois (Obs. LV, CXCI, CXCIII), à 2 mois et demi (Obs. VIII), une même à 50 jours après la fécondation (Obs. CXCVII); ce n'est donc pas toujours à 4 mois et demi, comme on le croit. — Par le palper abdominal combiné avec le toucher à travers le vagin, j'ai pu reconnaître la grossesse à 4 mois (Obs. LXVII, LXX, CXIII, CXX), à 3 mois (Obs. LXXVII, CLXX), à 2 mois (Obs. LIV, LV, CI, CVI, CXXV, CXLVIII), à 1 mois (Obs. CLXXXIV); enfin, j'ai pu la reconnaître 25 jours après la fécondation (Obs. CLII, CLXVII). Par l'auscultation, j'ai pu la reconnaître à 4 mois (Obs. LIV, LV). — Le diagnostic de la présentation et de la position de l'enfant a été reconnu à l'aide du palper 2 fois à 6 mois (Obs. LXV, CLXXV), 20 fois à 7 mois (Obs. VIII, XXVII, XXXIV, XXXVIII, XLII, XLIV, XLVIII, L, LXXII, LXXIII, CI, CVI, CXXXV, CLIII, CLV, CLVI, CLVII, CLXII), 40 fois à 8 mois, 70 fois à 9 mois; enfin, le diagnostic de la présentation et de la position, soit par le palper seul, soit avec l'auscultation et le toucher vaginal, a pu être toujours porté avant la rupture de la poche, pendant le travail, toutes les fois que la grossesse était un peu avancée. — La grossesse double a été reconnue à 8 mois (Obs. XXXVII); présentation et position des deux enfants.

Soins. Dans les 200 grossesses, les moyens thérapeutiques ont été nécessaires 72 fois; les soins ont été nuls, ou ce n'est pas à moi qu'on s'est adressé dans 128 cas. — J'ai fait 3 fois la version céphalique par manœuvres externes dans les cas de présentation de l'extrémité pelvienne (Obs. XL, XLV, LXXIII); elle a été impossible dans 2 cas (Obs. XIII, CXLV). J'ai provoqué l'avortement pour 1 cas d'hémorrhagie (Obs. CVI), l'accouchement prématuré pour un bassin vicié (Obs. CXXXVII), pour une grossesse prolongée (Obs. LXVII).

Durée de la grossesse, terminaison. Les époques cataméniales étant le moment le plus probable pour indiquer le commencement et la fin de la grossesse, c'est sur ces époques que nous compterons la terminaison de la grossesse. Ainsi, les avortements ont eu lieu : 1 à la 2e époque cataméniale; 1 à la demi-époque, entre le 2e et le 3e mois; 1 à la 3e époque cataméniale; 1 à la 4e époque; 3 à la 5e époque; 2 à la 6e époque; 2 à la demi-époque, entre le 6e et le 7e mois. Un avortement s'est passé hors de ces époques fixes; 3 autres n'ont pas pu être déterminés. — Des accouchements prématurés, 5 ont eu lieu à la 7e époque cataméniale; 3 à la demi-époque, entre le 7e et le 8e mois; 4 à la 8e époque, et 13 ont eu lieu à la demi-époque, entre le 8e et le 9e mois. 2 accouchements prématurés se sont passés en dehors de ces époques fixes, et 3 n'ont pas pu être déterminés. — Des accouchements à terme, 63 ont eu lieu exactement à la 9e époque cataméniale; 17 en dehors de ces époques fixes, et 21 n'ont pas pu être déterminés. — Des accouchements retardés, 19 sont arrivés à la demi-époque, entre le 9e et le 10e mois; 11 sont arrivés à la 10e époque cataméniale; 3 sont arrivés en dehors de ces époques fixes; et 5 n'ont pas pu être déterminés. — Parmi ces grossesses, on a pu connaître exactement le moment de la fécondation et le moment de l'accouchement dans 11 cas (Obs. XXXV, XLI, LXVII, LXXI, LXXIII, LXXXVIII, XCVI, CVII, CXVIII, CLX, CXCV). Dans ces cas, la grossesse a duré : 1er cas, 240 jours; 2e cas, de 273 à 295 jours; 3e cas, 280 jours;

4ᵉ cas, 260 jours ; 5ᵉ cas, 287 jours ; 6ᵉ cas, 242 jours ; 7ᵉ cas, 249 à 270 jours ; 8ᵉ cas, 265 à 272 jours ; 9ᵉ cas, jours indéterminés ; 10ᵉ cas, 259 jours ; 11ᵉ cas, 257 à 260 jours. — Ces 11 cas, qui ne se ressemblent nullement en comptant la durée par jours, ont offert l'accouchement : 1 à la 8ᵉ époque cataméniale (Obs. LXXXVIII) ; 1 quatre jours avant la 9ᵉ époque cataméniale (Obs. XXXV) ; 3 exactement à la 9ᵉ époque cataméniale (Obs. LXXI, CVII, CLX) ; 4 à la demi-époque, entre le 9ᵉ et le 10ᵉ mois (Obs. XLI, LXVII, XCVI, CXCV). Les deux autres cas sont indéterminables. Ces chiffres montrent que l'accouchement ayant le plus souvent lieu à la 9ᵉ époque cataméniale après la fécondation, la moyenne de la grossesse généralement admise (270 à 280 jours) est trop élevée. Les époques cataméniales sont comptées comme si les règles venaient tous les 30 jours. Peu importe si la menstruation, par exception, ne suit pas cette période sur le sujet qu'on examine.

Aucune femme n'est morte pendant la grossesse.

ACCOUCHEMENT.

Époque. Les avortements ont eu lieu : 1 en février, 1 en avril, 1 en mai, 1 en juin, 3 en juillet, 3 en août, 2 en septembre, 1 en octobre, 2 en novembre, 1 indéterminé : maximun des avortements avec les fortes chaleurs de l'été. — Les accouchements prématurés ont eu lieu : 3 en janvier, 3 en février, 3 en mars, 5 en avril, 4 en mai, 1 en juin, 4 en juillet, 1 en août, 1 en septembre, 1 en octobre, 2 en novembre et 2 en décembre : maximum dans le plus fort de l'hiver, au printemps et dans le plus fort de l'été. — Des accouchements à terme : 7 en janvier, 13 en février, 9 en mars, 9 en avril, 10 en mai, 12 en juin, 10 en juillet, 10 en août, 7 en septembre, 7 en octobre, 16 en novembre, 10 en décembre : maximum au fort de l'hiver et au fort de l'été. — Des accouchements retardés : 2 en janvier, 2 en février, 2 en mars, 3 en avril, 1 en mai, 6 en juin, 5 en juillet, 2 en août, 1 en septembre, 5 en octobre, 5 en novembre, 2 en décembre : maximum dans le fort de l'été et à la fin de l'automne. — En rapprochant les époques de la fécondation de celles de l'accouchement, on voit que les premières sont plus tranchées que les secondes, parce que le travail de l'expulsion ne s'opère pas toujours au terme de 9 mois.

Durée du travail. Dans les avortements, le travail total et apparent a duré : 5 fois, de 3 à 12 heures (Obs. XXXII, XXXVI, LXXXII, CXLVI, CLXXXVI); 3 fois de 1 à 2 jours (Obs. XXIX, CXIII, CXVII); 1, 6 jours (Obs. III), et 1 autre, 17 jours (Obs. LXIV); 5 avortements indéterminés. — Dans les accouchements, lorsque la période qui a précédé ou suivi la rupture des membranes a été distincte, elle s'est répartie ainsi qu'il suit : 1° la durée approximative entre le commencement du travail et la sortie des eaux a été, dans 63 cas, de 1 à 6 heures; dans 55 cas, de 7 à 12 heures; dans 21 cas, de 13 à 30 heures; elle a été indéterminée dans 22 cas; 2° la durée exacte entre la rupture des membranes et la sortie de l'enfant a été, au plus, d'une demi-heure dans 23 cas; de 1 heure dans 16, de 2 heures dans 30, de 3 heures dans 26, de 4 heures dans 9, de 5 heures dans 7, de 6 heures dans 3; de 7 heures dans un seul cas, et de 8 heures dans un autre. En divisant la somme des accouchements par la somme des heures, on a 2 heures comme moyenne entre la sortie des eaux et la sortie de l'enfant. Cette période n'a pas pu être déterminée dans 22 cas. Lorsque le travail a commencé avec la rupture de la poche il a duré: 9 fois de 2 à 6 heures, 5 fois de 7 à 12 heures, 1 fois, 13 heures, 1 fois, 36 heures, 1 fois, 3 jours.

Accouchements physiologiques se faisant habituellement sans troubler la santé de la mère et de l'enfant 93 cas, dont 33 au *premier degré*, c'est-à-dire terminés facilement avec peu ou pas de douleur, et tout au plus, une demi-heure après la rupture de la poche des eaux.

De ces accouchements, 8 se sont terminés tout à fait spontanément (Obs. IV, XX, LXXXVI, CVIII, CXXIII, CXXXI, CXXXIII, CXCVII), et 25, avec de légers auxiliaires artificiels. De ces 33 accouchements physiologiques au premier degré, les femmes sont nées 9 fois à Paris et aucune n'a accouché 2 fois dans cette période d'observation; 18 cas où les femmes sont nées dans les départements, et 2 seulement ont accouché 2 fois; 5 cas où les femmes sont nées à l'étranger, et une de ces femmes figure dans 4 accouchements; 1 cas n'a pas été déterminé pour le lieu de la naissance. Il résulte de ceci que si, chez les femmes de Paris, l'accouchement physiologique au premier degré n'est pas impossible, il est plus fréquent chez les femmes qui sont nées dans les départements; enfin il démontre que certaines femmes y sont plus disposées que d'autres dans toutes leurs couches. Quant au genre de profession, 19 femmes exerçaient beaucoup les bras sans beaucoup agir avec les membres inférieurs; 10 menaient une vie inactive pour toutes les parties du corps, et 3 avaient une profession où l'on agit avec toutes les parties du corps. Le genre d'occupation n'est donc pas tout pour disposer la femme à avoir des accouchements prompts et faciles.

Des 93 accouchements physiologiques, 59 ont été au *deuxième degré*, c'est-à-dire que le travail s'est accompagné de douleurs, de petits accidents ou complications faciles à réparer, ou s'est prolongé jusqu'à 2 ou 3 heures après la rupture des membranes. De ces accouchements, un seul s'est terminé spontanément (Obs. CLIII); les autres 58 ont nécessité de légers auxiliaires, consistant presque toujours en manœuvres tout à fait innocentes pour la mère et l'enfant.

Accouchements pathologiques, qui habituellement, ou par accident, ont altéré la santé de la mère ou de l'enfant, 107 : parmi lesquels sont 16 avortements, 13 présentations anormales, c'est-à-dire autres que le vertex (face, tronc, siége, pieds), soit qu'elles existassent pendant la grossesse, soit qu'elles se soient produites pendant le travail et qu'il ait été impossible de les changer en celle du vertex; 56 cas de dystocie où, par suite de causes mécaniques provenant de la mère ou de l'enfant, le travail s'est prolongé plus de 2 heures ou 3 après la rupture des membranes, qui est sa durée moyenne. Les autres accouchements pathologiques consistaient en accidents ou complications offerts par la mère ou par l'enfant et dont voici les principaux :

Complications et accidents offerts par la mère. 60 cas de bassin vicié d'une manière notable; 1 cas d'oblitération du col utérin par le bouchon plastique (Obs. CXX); 4 fois le rhumatisme utérin (Obs. XVII, LXXI, CL, CLXXX); 1 fois la contraction spasmodique du col (Obs. LX); 2 fois les varices du col (Obs. CIX, CXXIX); 2 fois la faiblesse des contractions utérines (Obs. CLXXI, CLXXVI); 5 fois ces contractions alternaient entre une forte et l'autre faible (Obs. C, CVII, CXXIX, CXCV, CXCVIII); 1 fois la matrice a offert une tumeur formée par l'amincissement de ses parois (Obs. LXXV); il y a eu 4 cas d'hémorrhagie utérine, dont 2 légers (Obs. IV, XVIII), et 2 assez graves (Obs. XLVII, L); 1 fois, la vessie étant distendue par des urines, on n'a pas pu faire le cathétérisme (Obs. XLVIII); il y a eu 3 déchirures du périnée (Obs. XXVIII, XLVI, XCXIII), dont 1 s'est réunie spontanément par première intention, l'autre, par la suture immédiate; le 3ᵉ cas s'est cicatrisé, sans se réunir, dans toute l'étendue de la plaie. Chez les primipares, l'éraillure de la fourchette a été remarquée 6 fois (Obs. VIII, XXII, XXXIII, LX, LXVIII, LXXXIV), et il y a eu 1 fois une éraillure latérale (Obs. CLX), tandis que sur 35 autres primipares il n'y a eu de déchiré même pas le repli muqueux qui borde la fosse naviculaire (Obs. X, XI, XII, XVI, XVIII, XXIX, XXXII, XLI, XLVIII, L, LI, LIII, LXII, LXXII, LXXIV, LXXV, LXXVI, LXXVIII, LXXIX, LXXXVIII, LXCI, LXCIV, LXCVIII, C, CI, CXII, CXX, CXXI, CXXII, CXXIV, CXXX, CXLI, CLXV, CLXXIII, CLXXXIII). Ce fait a une grande valeur en médecine légale, où l'on admet que le premier accouchement déchire presque toujours la fourchette. Il y a eu 2 fois pendant le travail des douleurs insolites (Obs. LXXIV, XC); un excès de sensibilité générale dans 12 cas (Obs. III, XXIII, XXVI, XXVII, XLIII, LXII, LXVI, LXXIV, CXVI, CXXII, CXXXII, CLXXXIII); des vomissements causés par la surcharge de l'estomac ou par le travail lui-même, 4 cas (Obs. XXV, LXXVI, XCV, C); enfin il y a eu 5 cas de convulsions hystériformes (Obs. LXVII, CXLIII, CLXVIII, CXCIII, CXCV); 1 cas de défaillance, 1 cas de faiblesse syncopale assez grave (Obs. XCVII), et un cas d'éclampsie (Obs. CXXVII). Parmi les phénomènes insolites qui ont accompagné le travail, on a remarqué les névralgies dentaires (Obs. CVII, CXLVIII) et la congestion des seins (Obs. LXXI), qui arrivaient avec chaque contraction utérine.

Complications et accidents offerts par le produit. Le fœtus a offert un excès de volume dans presque tous les 38 cas de grossesse prolongée; 1 cas de procidence du bras (Obs. CLXXXIX); 1 cas de présentation du cordon sur le côté de la

tête (Obs. XCXII); 20 cas de tours au cou et brièveté relative
du cordon (Obs. XVI, XXII, XXXIX, XLII, XLIV, LIII, LXXII,
LXXVI, LXXVIII, XCIII, XCIV, CXV, CXVII, CXXXVII, CLVII,
CLX, CLXII, CLXXXVIII, CLXXXIX, CXCVIII), et un cas de
brièveté absolue de la tige vasculaire (Obs. LXVIII). Dans le
cours du travail, l'enfant a offert des anomalies de la rotation
dans 9 cas (Obs. XXV, XXVII, XXX, XCV, XCVI, CIX, CV,
CLVII, CLXVIII), mais qui ont été de peu d'importance, et
4 fois l'occiput a fait sa rotation en arrière (Obs. XXII, L,
CXXXVI, CLI).

Petites manœuvres obstétricales. Sur les 172 accouchements
auxquels j'ai assisté dès le début du travail, j'ai pratiqué 101
fois la rupture artificielle des membranes; 45 fois le redressement de l'utérus, soit par des manœuvres externes, soit en
ramenant et maintenant son col en avant à travers le vagin ;
28 fois la pression circulaire, et surtout le chevauchement de
la lèvre antérieure du col sur la tête de l'enfant; 30 fois la
rotation du fœtus lorsqu'elle tardait à se faire ou ne se faisait
pas du tout, en agissant le plus souvent sur le tronc par des
manœuvres externes, quelquefois en agissant sur la tête par
le moyen des doigts introduits dans le vagin; une fois j'ai
corrigé l'inclinaison du tronc et l'extension de la tête par le
redressement externe du fœtus (Obs. CLV); plusieurs fois j'ai
soutenu le fond de l'utérus par une douce pression exercée
avec la main pendant la contraction (Obs. CLXXXIX, CXCVI,
etc.); 17 fois j'ai abaissé le plancher du bassin avec les doigts,
soit pour vider le rectum, soit pour exciter les efforts volon-
taires de la femme, soit pour diminuer les obstacles devant
la partie fœtale; 4 fois j'ai fait chevaucher l'angle antérieur
de la vulve fortement projeté en avant; 53 fois j'ai fait la
flexion artificielle de la tête à mesure que l'occiput paraissait
sous les pubis, et l'extension artificielle par des pressions
exercées sur le plancher distendu du bassin, l'espace ano-
coccygien surtout; 14 fois j'ai fait la rotation des épaules
après la sortie de la tête; 36 fois j'ai tiré sur les aisselles pour
extraire le tronc.

Opérations obstétricales. Peu de jours avant le travail de
l'accouchement, j'ai fait, par manœuvres externes, 3 fois la
version céphalique dans les cas de présentation persistante

de l'extrémité pelvienne (Obs. XL, XLV, LXXIII); 2 avortements thérapeutiques (Obs. LXIV, CVI) pour des hémorrhagies irréparables; 1 accouchement prématuré forcé pour un cas d'albuminurie et d'éclampsie (Obs. CXXVII); 2 accouchements provoqués, un cas pour étroitesse absolue du bassin avec 7 centimètres dans le diamètre sacro-pubien (Obs. CXXXVII), l'autre pour une grossesse prolongée (Obs. LXVII); 3 réductions céphaliques par des pressions externes, pour ramener, sur le centre du détroit, le sommet de la tête qui tendait à s'en éloigner (Obs. CXI, CXL, CLXXIV, CXCVI); 3 versions podaliques (Obs. CXXVII, CLXIV, CXC) : la 1re pour une hémorrhagie des premiers mois, la 2e pour un cas où la sage-femme avait méconnu la présentation, la 3e pour un cas de *placenta prævia;* 1 fois le tamponnement du vagin (Obs. LXIV); 52 fois l'application du léniceps, c'est-à-dire 42 fois dans ma clientèle propre, et 10 fois sur des femmes auprès desquelles j'ai été appelé, le travail étant avancé. 1 fois, une branche du léniceps a été employée en guise de levier (Obs. LXIV); une céphalotripsie dans un cas de rétrécissement prononcé du bassin (Obs. CXXVIII); 19 fois l'inhalation, mais presque toujours à dose sédative plutôt qu'à dose anesthésique; une seule fois je me suis servi de l'éther (Obs. LXXIII), les autres fois du chloroforme (Obs. II, XXIII, XXVI, XXVII, XXVIII, XXXIII, XLIII, XLIV, LX, LXII, LXVII, LXXIV, LXXXIV, XCIII, CI, CXXXII, CXL, CLXXXIII). — Sur les 200 cas, la nature a agi tout à fait seule 9 fois, et 191 fois l'art a pu être utile ou indispensable pendant l'accouchement.

Résultats immédiats. Aucune femme n'est morte pendant le travail. — Des 12 enfants non viables, 6 sont nés vivants (Obs. XXIX bis, LXIV, CXI, CXXVII, CLXXXVI). — Des 190 enfants nés à l'âge de la viabilité, 17 sont morts pendant la grossesse, 7 sont nés en état de mort apparente et ont pu être ranimés (Obs. XXIV, XXXVIII, XLVIII, CI, CXXXII, CXXXVII, CLXXII); 1 cas d'anencéphalie, 1 cas de céphalotripsie, 8 cas d'enfants morts pendant le travail ou peu d'instants après des complications du travail même ou de maladie antérieure (Obs. XXXI, CXIV, CXXXIV, CXL, CLVI, CLXXXVII, CLXXXVIII, CXCII). 156 enfants ont été vivants avant, pendant et après le travail; l'un d'eux avait en naissant une ophthalmie (Obs. CLVI), un autre une hémiplégie de la face, qui a promptement disparu (Obs. CLI), et un né faible (Obs. CLVI).

Délivrance. En dehors des avortements, la délivrance n'a été tout à fait spontanée que 5 fois (Obs. XV, XIX, XXIX, CXIII, CXCVIII); 6 fois elle a été faite tout à fait artificiellement avec la main (Obs. XLIII, LXXII, CXXVII, CXXXVI, CLXXXVII, CXC). Dans les deux derniers cas, il y avait *placenta prævia.* Dans 182 cas, la délivrance a été naturelle ou plutôt elle a été obtenue à l'aide de légères tractions sur le cordon ombilical, faites un quart d'heure environ après la sortie de l'enfant. — Parmi les complications et accidents de la délivrance, il y a eu 1 cas d'adhérences étendues du placenta (Obs. CXXXVI), la rétention du délivre pendant une heure, par défaut de contractions utérines (Obs. CLXI) ou par excès (Obs. CXXVI). Le décollement du placenta a été prématuré, produisant toujours des hémorrhagies internes ou externes dans 13 cas (Obs. XLVII, XCV, C, CXI, CXVI, CXXXIV, CLXXVII, CLXXVIII, CLXXIX, CLXXX, CLXXXVI). La délivrance a été suivie immédiatement d'hémorrhagie un peu plus abondante que d'habitude dans 6 cas (Obs. XXI, XXXVIII, XLVII, LVII, LXIV, LXXX). — Le placenta a offert 9 fois des vices de conformation (Obs. IX, XXVII, LXI, LXVIII, XCV, CIX, CXVII, CXX, CLXIX); il a offert 9 fois des plaques ou cercles de substance jaunâtre, compacte, uniforme, pouvant être rapportée à un épaississement de la caduque ou à des dépôts fibrineux, résultat d'anciennes hémorrhagies (Obs. LXXIV, LXXXV, LXXXIX, CII, CXVII, CXIX, CXLVIII, CL, CLXXIV); 4 fois des kystes ou poches remplies de sérosité et ne pouvant guère se rapporter qu'à d'anciens épanchements sanguins enkystés (Obs. XCII, CII, CXVII, CXLVIII); 11 fois des dégénérescences ou transformations fibreuses, occupant tantôt l'épaisseur des cotylédons (Obs. LXXI, LXXII, LXXIII, XC, CIII, CXXXV), tantôt le tissu seul qui sépare les cotylédons, et où les cordons fibreux ont pu même s'incruster de sels calcaires (Obs. LXXVIII, LXXXIX, CVII, CXXV, CI.) : tout autant de lésions inexplicables sans admettre la placentite. — Le cordon ombilical a offert des particularités 4 fois (Obs. LXVIII, LXXVIII, CXXXV, CLXXI); les membranes ont offert des particularités 7 fois (Obs. VIII, XLIII, LXIV, LXXXII, XCVIII, CLXXI, CLXXXVII), sans compter les cas où existait la poche amnico-choriale, qu'elle fût ou non le siége d'épanchement séreux.

SUITES DE COUCHES.

Accidents fébriles chez la femme. 130 femmes n'ont eu aucun accident fébrile, pas même la soi-disant fièvre de lait. — Parmi celles qui ont montré de la fièvre : 1° il y en avait 19 où la fréquence du pouls était antérieure à la fin de l'accouchement (Obs. V, X, XV, XLIII, LI, LXVII, LXXII, LXXXII, LXXXIV, LXXXVII, XCIII, CI, CX, CXI, CXVI, CLXXII, CLXXVIII, CLXXX, CXCVI); 2° dans 11 cas la fièvre a été éphémère (Obs. XXIII, XXVII, XXXI, XXXVIII, LV, LXVIII, LXXI, LXXXI, CIII, CIV, CIX); 3° un cas de phlébite de la saphène sans œdème (Obs. CXX); 4° deux cas d'éruptions miliaires (Obs. CI, CXIV); 5° un cas de phlegmon du petit bassin (Obs. XLIV); 6° cinq cas de péritonite franche (Obs. XX, XXI, LXIX, CXL, CLXVI); 7° trente-deux femmes ont eu des symptômes fébriles de résorption générale provenant de l'utérus (fièvre dite puerpérale), dont 15 sans inflammations abdominales (Obs. LV, LVII, LX, XC, XCVIII, XCIX, C, CVI, CXLIX, CLVI, CLX, CLXII, CLXXIII, CLXXXII, CLXXXIX). Dans 17 cas, il y a eu avec la résorption des inflammations abdominales : 14 fois, légères (Obs. II, XI, XII, XVII, XXVI, XXXVII, LXXVI, LXXX, XCII, XCIX, XCVII, CXXI, CXXIX, CXXXVIII), et 3 fois, graves (Obs. XL, CLXX, CLXIII).

Accidents non fébriles chez les femmes. Il y a eu 9 cas d'hémorrhagie un peu plus forte qu'à l'ordinaire, dont 2 d'hémorrhagie interne (Obs. LXXXV, CXCVI), et 7 d'externe (Obs. LXI, CXVIII, CXXXVIII, CLIV, CLXXVI, CLXXXIX, CXCVIII); 32 cas de tranchées bien douloureuses, dont 14 cas de tranchées primitives (Obs. XXVII, XLIII, XLIV, LXI, LXXI, XCV, XCVII, CIV, CXXXIII, CLXV, CLXXX, CXCVI, CXCVII, CXCVIII; 17 cas de tranchées secondaires (Obs. II, XLIV, LXXIII, LXXXIII, LXXXIV, C, CIII, CXVIII, CXXIX, CXLIX, CLV, CLXII, CLXVIII, CLXIX, CLXXVII, CLXXXV,

CXCIII); 1 cas de tranchées sympathiques à la succion du sein (Obs. CXCV); 2 cas où il y a eu évidemment des résorptions provenant de l'utérus, sans avoir occasionné la fièvre (Obs. LXXV, CLXXI); 3 cas de paresse temporaire de la vessie (Obs. CV, CLI, CLXI); 1 cas de paralysie temporaire de ce viscère (Obs. XCIII); 1 cas de paralysie temporaire du rectum (Obs. XCIII); 3 cas de gonflement partiel de la vulve (Obs. III, LXVI, LXXIV); 1 cas de vomissement (Obs. CXI), et 1 cas d'éclampsie (Obs. LI).

Allaitement. La lactation n'a nullement paru sur 4 femmes (Obs. LXIX, LXXVIII, LXXIX, CLXXXIX). Des femmes qui ont mis au monde des enfants vivants et viables, 41 mères seulement ont commencé l'allaitement au sein, et de ces femmes une a eu l'agalactie, une autre la galactirrhée, 2 une excessive sensibilité du mamelon, une l'engorgement des ganglions de l'aisselle sans gerçures ni mammites, 10 ont eu des gerçures et 5 des mammites. — 6 fois les enfants ont eu des nourrices sur lieu, — une fois une nourrice hors la maison et habitant Paris, — 79 fois les enfants ont été mis au sein d'une nourrice qui habitait la campagne, — 4 fois au dépôt des enfants trouvés, — 13 fois on les a élevés au biberon, 6 à Paris et 7 à la campagne; — enfin, 6 fois la mère ayant un lait insuffisant, on y a ajouté le biberon (demi-lait). Les autres cas n'ont pas été déterminés.

État des enfants pendant les premiers jours de la naissance. 4 ont offert du pemphigus (Obs. VI, LXII, XCI, CLVIII), 3 l'ophthalmie (Obs. LX, LXVIII, LXXXI); 1 l'asthme (Obs. CLXXXI); 1 la brièveté du filet (Obs. LIII); 1, le premier jour qui a suivi la naissance, est mort évidemment de maladie contractée pendant la vie intra-utérine (Obs. CLVI). Les autres se sont assez bien portés pendant ces premiers jours.

Résultat définitif pour les femmes. Des 200 accouchements un seul a été suivi de mort (Obs. XL). La malade, après des imprudences, a été prise d'une résorption avec inflammation abdominale violente, qu'il a été impossible de surmonter. Les autres femmes sont guéries des suites de couches et des accidents qui avaient pu arriver avant, pendant ou après le travail.

Paris. — Imprimerie Divry et Cᵉ, rue N.-D. des Champs, 49.

9 782019 294403